GÉNÉRALITÉS

SUR LA FRÉQUENCE ACTUELLE

DES ALIÉNATIONS MENTALES

DISCOURS D'OUVERTURE

prononcé, le 5 décembre 1846, à la séance publique de la Société royale de médecine
de Bordeaux ;

par le docteur VENOT, président.

> .... Quid non mortalia pectora cogis,
> Auri sacra fames ?
> (VIRG., *Énéide*, lib. iij.)

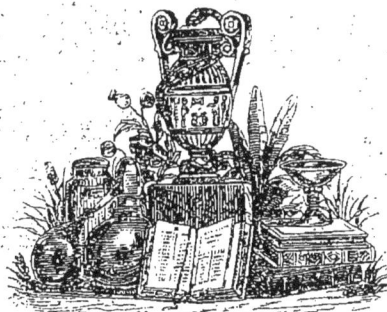

BORDEAUX,

CHEZ H. PÉQUADE, IMPRIMEUR, RUE SAINTE-CATHERINE, 34.

1846

GÉNÉRALITÉS

SUR LA FRÉQUENCE ACTUELLE

DES ALIÉNATIONS MENTALES

DISCOURS D'OUVERTURE

prononcé, le 5 décembre 1846, à la séance publique de la Société royale de médecine
de Bordeaux ;

par le docteur VENOT, président.

.... Quid non mortalia pectora cogis,
Auri sacra fames ?

(VIRG., *Énéide*, lib. iij.)

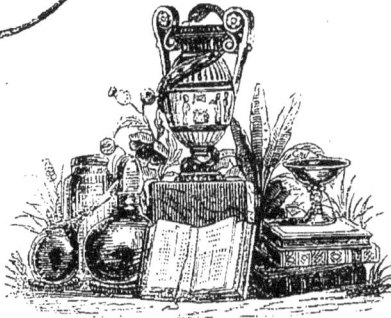

BORDEAUX,

CHEZ H. PÉCHADE, IMPRIMEUR, RUE SAINTE-CATHERINE, 34.

—

1846
1847

GÉNÉRALITÉS

sur

LA FRÉQUENCE ACTUELLE

des

ALIÉNATIONS MENTALES.

Messieurs,

Lorsqu'on jette un regard attentif sur l'organisation de la société moderne; lorsque, comme observateur et moraliste, on entre quelque peu dans le vif des situations d'ensemble d'où résulte ce qu'on nomme l'humanité, on ne tarde pas à reconnaître qu'à côté des bienfaits immenses de la civilisation, qu'en face des ravivements incontestables du bien-être public, qu'en relief enfin du progrès, dans la voie duquel marche hardiment notre époque, il faut ne pas oublier de noter le prix réel de tant d'heureuses conséquences, la condition première de si belles, de si fructueuses améliorations.

En effet, avec cette pléthore de félicité générale si souvent citée, si pompeusement glorifiée dans les discours officiels; avec ces efforts de perfectibilité qui rehaussent l'esprit de l'homme autant qu'ils charment son existence, quels phénomènes étranges viennent nous attrister?.... Un sentiment de vague inquiétude, de crainte illusoire peut-être, d'appréhension intime, travaille tout le corps social; et, cette sorte de frisson moral, quand il n'est pas de prime abord affronté par les inspirations d'une conscience calme et réfléchie, se traduit bientôt par les symptômes véritablement fébriles de l'ambition, ce feu si contraire aux nobles crises, ce ressort presque toujours tendu par les passions désordonnées ou par les mauvais instincts. Alors, si le cœur ne se place haut et droit devant les exigences de l'égoïsme, c'est une déplorable lutte entre la raison et l'orgueil, et, dans ces cas, il est rare que l'appui d'une volonté ferme arrive à la première; d'où le perpétuel démenti donné à l'optimisme des rhéteurs, lesquels ne veulent rien voir au delà de leur froid horizon : myopes trompeurs plus que trompés, philintes qui abusent de l'opinion d'autrui sans profit pour leurs idées propres, et dont l'accommodant système fait habituellement bon marché de tout le mal qui nage à la surface de nos institutions.

Un semblable préambule, Messieurs, vous paraît peut-être empreint de cet esprit inquiet et morose dont les brillants paradoxes conquirent jadis les palmes académiques de Dijon. Le texte absolu du bonheur dans l'ignorance pourrait-il donc nous guider dans les réflexions rapides que nous esquissons devant vous? adopterions-nous pour devise ce distique fameux de l'auteur de Zadig :

Hélas! avant ces temps, dans une paix profonde,
Nos aïeux moins instruits étaient moins malheureux.

Non! certes, et ce serait complétement travestir
notre pensée, que d'en comprimer l'élan essentiellement libéral au profit de ce *statu quo* pénible, véritable recul philosophique et moral.

Admirateur passionné des conquêtes de l'esprit humain, nous devons, avant tout, saluer avec vous la
magnificence du progrès, qui change jour par jour l'as-
pect du monde entier, en versant les trésors inépuisa-
bles de l'innovation sur les besoins constamment re-
nouvelés du dix-neuvième siècle. Sciences et arts,
sources si fécondes où viennent puiser les industries
de toute une génération, nul plus que nous ne se pros-
terne devant les prodiges que vous enfantez, nul n'est
plus reconnaissant pour les biens immédiats autant
qu'infinis qui sont dus à l'application de vos principes;
et c'est dans cette gratitude même, c'est dans le sentiment profond qu'elle nous inspire, que nous cherche-
rons les motifs de toute notre argumentation. Quelles
choses parmi les meilleures, quelles voluptés parmi
les plus douces, que l'abus ne puisse dénaturer ou dé-
truire? Les limites naturelles dans l'exercice de la vie
ne sont-elles pas en même temps celles du bonheur
individuel? et la fonction qui s'épuise sur tel ou tel
agent extérieur ne risque-t-elle pas d'entraîner tout
l'organisme dans la fausse voie où s'agite un mouvement anormal?

C'est à ces simples données que nous voulons en
venir, Messieurs, lorsque, dans la considération du
bien général qui résulte de l'extension du progrès,
nous cherchons l'infaillible revers à tant d'avantages.
En présence des résultats généraux, il faut savoir ne

négliger aucun détail exceptionnel. Aussi, dans l'es-
pèce, c'est vers l'appréciation de ces cas isolés, deve-
nus successivement plus multipliés, qu'ont tendu les
études d'écrivains spéciaux, de médecins philosophes.

Dans ce mouvement d'idées généreuses, la Société
royale de médecine de Bordeaux n'a pas tardé à se
mettre en ligne. Elle a, dans ses programmes et à plusieurs reprises, posé des questions relatives aux in-
fluences que les industries nouvelles, que les dévelop-
pements intellectuels et artistiques peuvent exercer sur
la santé des hommes. Sa voix a été noblement enten-
due, et l'an dernier encore elle couronnait deux ho-
norables confrères [1], dont les travaux ont élucidé plus
d'un point capital de l'hygiène des manufactures.

Un autre problème non moins palpitant d'actualité,
et dont la solution fut aussi demandée par elle, c'est
celui de savoir à quelles causes peut tenir l'élévation
du chiffre des aliénations mentales, comparé à celui
des époques antérieures à la nôtre. En hasardant cette
interrogation, elle en avait senti toute la portée; car
il ressortait implicitement de ce thème celui plus af-
férent à l'esprit qui la dirige, d'indiquer les moyens
d'enrayer cette causalité envahissante, contre laquelle,
tous les ans, les statistiques déposent par des faits toujours plus graves, toujours plus nombreux.

Il semble, en effet, qu'au fur et à mesure des per-
fectionnements nouveaux qui se publient et s'exécu-
tent, la fièvre à laquelle nous faisions allusion tout à
l'heure s'allume et se caractérise. Le cerveau, ce no-

[1] MM. les docteurs Thouvenin de Lille, et Gerbaud de Lyon.

ble réceptacle de la pensée humaine, est plus que jamais alors le *sensorium commune*. C'est même dans sa vie propre que se résume l'existence totale de l'individu. Penser, créer, agir, ces facultés précieuses, qui sont les révélations puissantes de la nature immatérielle, absorbent l'être entier, et la vie d'assimilation, la vie intime, que Bichat définissait par le seul mot *organique*, devenue secondaire de primitive qu'elle doit être, arrive à un degré relatif de combinaisons et de recherches, qui en métamorphose les actes principaux, qui en pervertit les habitudes, qui en complique enfin et en dénature toute la physiologie.

Aussi, l'on comprend aisément l'activité des excitations de tout genre qui assiègent l'encéphale. Dévié de la marche lentement perfectible qui lui est imposée, l'intellect réagit incessamment sur la glande cérébrale, et, pour parler le langage des anatomistes, provoque une persécrétion d'idées qui doit fatiguer le viscère et ses annexes, y développer une hypérémie habituelle, une circulation sanguine abondante; en un mot, tous les phénomènes de la phlegmasie au début. Ces éléments, dont l'action varie de mesure et d'intensité, se traduisent, par leur persistance elle-même, en une subirration constante, énervant ou exaltant la pensée; mais, à coup sûr, lui ôtant le caractère de rectitude et de raison qui la constitue à l'état libre.

Tel est le mécanisme de toutes les lypémanies; car, depuis les admirables travaux des Pinel, des Broussais, des Esquirol, si bien continués par les Flourens, les Ferrus, les Georget, les Marc, les Foville et autres, il n'est plus permis d'admettre ces groupes d'aliénations dont le point de départ serait ailleurs qu'au cerveau. Et si la nomenclature doit conserver encore quelques variétés dans le cadre étiologique de ces affections, n'en reconnaissons pas moins comme une vérité désormais incontestable, parce qu'elle rentre dans le domaine de la pratique et de l'observation, savoir que, jusqu'à l'invasion positive du viscère encéphalique, jusqu'à l'altération bien constatée de sa texture essentielle, il faut s'abstenir de diagnostiquer la folie proprement dite.

Mais quand la répétition soutenue des causes irritantes ou relâchantes a mis un trouble réel dans les fonctions sensoriales; quand cette perturbation a, de proche en proche, détendu tous les ressorts de la vie, ou les a brisés, soit par la voie des relations sympathiques, soit par un effet localisé plus ou moins, peut-on espérer que le flambeau de l'anatomie pathologique jettera ses clartés sur les désordres saillants ou profonds que présente alors l'organisme? A d'autres le soin de préciser la valeur de cette preuve. En ce moment, au surplus, nous n'avons pas le dessein de donner plus d'importance à ces détails, dont la sécheresse, tout à fait scientifique, s'encadrerait difficilement dans nos rapides généralités. Les obscurs dédales de la psychologie sont depuis trop longtemps battus en vain par d'infatigables explorateurs, pour que nous tentions de les suivre, même de loin. Le fil du labyrinthe s'est si souvent rompu dans leurs mains, que nous les laisserons volontiers s'égarer dans les sentiers d'une décevante métaphysique, pour nous reporter aux choses positives, palpables de l'hygiène générale, car là est l'unique but de ces quelques réflexions.

En fait, le chiffre des aliénés grossit démesurément

chaque année. Les archives des asiles spéciaux, les relevés cliniques, les tables dressées par les inspecteurs, tout le démontre et le prouve. Qu'on ne dise pas que la législation nouvelle, que les prescriptions de 1838, auxquelles peut-être le libre arbitre des familles reproche parfois un peu d'inflexibilité, sont les seules causes de cet accroissement réel. Des calculs empreints d'une rigoureuse méthode et tenant compte des diverses éventualités, démontrent surabondamment que la population des maisons de fous est à peu près le double de ce qu'elle était il y a vingt ans. Cette proportion, que nous pourrions formuler arithmétiquement, tend toujours à s'accroître avec les différences qui tiennent à l'âge, aux sexes, aux conditions professionnelles, etc. On conçoit que ces diverses circonstances, pas plus que les rapports de curabilité, de révulsions, de rappel à la santé morale, ne trouveront place dans ces feuilles volantes; mais si nous sommes d'une grande sobriété graphique au point de vue des *percepta* au milieu desquels se meut notre génération si exhubérante, nous mettrons en saillie quelques-uns des ferments qu'elle agite, des orages qu'elle affronte, des éclairs qui l'éblouissent, et nous pourrons nous écrier avec le poëte, en parodiant toutefois son sublime alexandrin :

Et quel temps fut jamais plus fertile en *démence* !

En effet, Messieurs, le premier phénomène de l'agglomération toujours croissante des individus sur un point donné du sol, c'est l'encombrement forcé de tou-

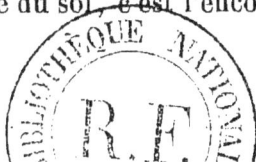

tes les avenues. Pour que, dans cette masse disproportionnée avec le terrain qu'elle foule, l'ordre et l'harmonie pussent régler toutes choses, il faudrait des éléments organisateurs combinés et distribués selon les indications de cet état d'obésité vitale. Au lieu d'un sage équilibre qui placerait chacun dans sa voie personnelle, qui trancherait avec force et justice la part de soleil que chacun devrait équitablement avoir ici-bas, que voyons-nous? une anarchie profonde, de cruels tiraillements qui rompent la digue, effacent les limites, et mettent perpétuellement en question les données les plus solennellement acquises à la raison publique.

Faut-il spécialiser quelques-unes de ces anomalies affligeantes?

Voyez l'exploitation des carrières différentes où l'homme s'engage plein de cette énergie et de ce bon vouloir qui enfantent le succès :

Là, c'est en luttant corps à corps et avec un courage trop souvent inutile; c'est en s'abritant derrière les chances les plus précaires, en s'efforçant de calculer au rebours des résultats prévus, que le commerçant, après s'être abusé, abuse à son tour, et met journellement le crédit de tous en souffrance, par suite des lésions qu'éprouve le sien.

Ici, la science, auguste attribut de l'âme, devient l'objet d'un sordide intérêt. Décomposée dans ses préceptes, réduite à l'état de vasselage, elle est reniée dans ses dogmes et méconnue dans ses enseignements. Un fait peut nous donner la mesure de cette triste dégradation. La médecine, cet art consacré par les veilles laborieuses de tant de génies, soit de l'antiquité, soit des temps modernes, la médecine, livrée à des spéculateurs sans conviction, est, pour eux, descendue à l'état négatif le plus absolu. Abjurant un passé qui honore certains d'entre eux, quelques praticiens qu'aveugle le fol désir de prendre rang dans le monde, au prix même de l'estime de leurs pairs, s'imaginent rappetisser la science d'Hippocrate jusqu'à la ténuité de leurs globules. Mais le *credo quia absurdum* ne peut devenir le symbole de l'humanité; aussi, malgré l'assurance qu'ils affectent, les prôneurs qui les vantent, les encouragements accordés à leur maintien sacerdotal et mystique; malgré l'amour du merveilleux devenu pour tant de gens la règle du véritable et de l'utile, nous pouvons laisser faire et laisser passer ces ridicules Erostrates, ils n'incendieront jamais le temple d'Épidaure.

Les lettres, les beaux-arts eux-mêmes ont-ils échappé à la contagion? Ne sont-ils pas aussi matières commerciales? Dépouillés de leur auréole, déshérités du prestige olympien qui les décorait, c'est à peine s'ils excitent çà et là quelques nobles sentiments, s'ils retracent de loin en loin quelques séduisantes images. Comment y parviendraient-ils, quand ils doivent, avant tout, se métalliser et prendre les allures abâtardies qui ont définitivement remplacé les beautés mâles ou suaves, sévères ou gracieuses de l'ancienne littérature?

Quant à l'industrie, à elle le sceptre; car son culte universalise jusqu'aux produits immatériels. Levier presque unique du siècle de fer et d'argent qui résume le temps actuel, c'est pour elle, c'est à son profit que tout s'abaisse et se décolore. Ardente à combiner, ingénieuse à mettre en œuvre, c'est pour elle que les tributs de la pensée sont élaborés; et si leur destination se trouve faussée, si le but primitif est dépassé, de nouveaux efforts, des tentatives fondées sur le hasard viennent révéler de menteuses acquisitions, et décorer du titre de découverte ce qui n'est trop souvent que la servile imitation d'un fait connu, que l'exhumation d'un impudent plagiat.

L'influence de l'industrie ne connaît donc pas d'obstacles; car elle étreint dans ses réseaux jusqu'à la majesté du sanctuaire; et *l'art chrétien* (mots antipodes et hurlant de se voir accouplés), *l'art chrétien,* mettant en oubli les traditions d'une simplicité toute divine, est devenu de nos jours, par les splendeurs de tout genre dont il entoure les exercices du culte, une riche et brillante exploitation, une source incalculable de revenus et de gros bénéfices.

Comment, après cela, s'étonner du prosaïsme qui frappe et surplombe toutes les émanations de l'intelligence humaine!

Avouons-le donc avec douleur, une seule propension, un seul sentiment envahit et caractérise tous les actes de notre époque : c'est la fortune rapidement acquise; c'est, pour toucher à ce but, l'envie et l'intrigue battant monnaie au détriment des droits les plus honorablement acquis; enfin, c'est l'accomplissement subit des rêves de l'orgueil ou de l'ambition, phénomènes précurseurs, initiatifs de toutes les *pazzia,* pour nous servir de l'appellation pittoresque du docteur Bonnacossa, le célèbre spécialiste de Turin.

Ouvrez les registres, compulsez les feuilles de diag-

nostic des maisons d'aliénés, et cette cruelle causalité
y trouve à chaque pas sa pleine et entière sanction.

Mais si de fausses idées de gloire, si les vapeurs in-
sensées d'une perfectibilité surhumaine, sont le point
habituel de départ de la généralité des affections mentales, reconnaissons, avec une nouvelle anxiété, l'af-
freuse conclusion de la plupart de ces désordres mor-
bides. Dans une récente publication, un de nos savants
confrères de Paris vient de soulever un coin du voile
qui cache la hideur de ces infirmités morales. Vous
avez lu, Messieurs, les lignes pleines de haute raison
et de valeur pratique consacrées par M. le docteur
Brière de Boismont, à ce qu'il appelle les *fous criminels* (*Gazette des hôpitaux*, 17 octobre). Qui peut nier
la funeste liaison de ces deux mots, et la signification
malheureuse de cette sorte d'adjectif composé?

Les fous criminels pullulent, c'est un fait, au milieu
de nous; et la monomanie homicide sur laquelle des
écrivains philanthropes dissertent beaucoup depuis
quelques années, tient logiquement une importante
place dans le cadre nosographique des vésanies du dix-
neuvième siècle. Ceci ressort inévitablement des combinaisons de l'édifice social, dont les matériaux disjoints
par l'individualisme constituent comme autant de cen-
tres spéciaux, d'unités parcellaires opposées dans leurs
intérêts et dans leurs motifs d'ensemble.

Par quelle déplorable suite d'aberrations, l'encéphale
sort-il de sa ligne correcte et physiologique, pour, de
proche en proche, arriver aux excentricités sangui-
naires des Papavoine, des Léger, des Éliçabide? Par
quelle métamorphose une nature jusqu'alors douce,

aimante, expansive, acquiert-elle subitement l'épouvantable degré de l'assassinat, calculé dans ses actes avec une ingéniosité qui révolte autant qu'elle surprend?

Aussi, pardonnons aux susceptibilités légales et aux élans d'une sécurité d'emblée, lorsque moitié vengeance, moitié justice, quelques fous criminels sont passés par les armes du droit commun. Il n'est pas toujours donné, dans ces circonstances, de rationaliser ce qui sort si violemment des théories ordinaires, le jury n'est pas un cénacle académique; et trop souvent la science porte une lumière plus que douteuse sur les faits que la loi lui demande d'élucider.

Toujours est-il que la folie qui porte au suicide et à l'homicide est une de celles qui gonflent hors mesure les listes administratives. Le délire furieux, soit primitif ou sporadique, soit secondaire ou symptomatique, détermine la forme la plus fréquente de l'aliénation mentale : « C'est à ce point, dit Esquirol, que les lypémanies les plus inoffensives arriveraient à l'effusion du sang, si un traitement bien compris n'en faisait avorter les germes natifs. » Pourrait-il en être autrement, quand, au dire de tous les criminalistes, c'est à la non satisfaction des penchants et des passions qu'il faut rapporter les grands mobiles des drames monstrueux qui ensanglantent notre civilisation moderne?

Encore un coup, là se trouve la rigoureuse explication de ces paroxysmes effrayants; mais au point de vue des lois de son existence, la société ne peut, nous le répétons, que se mettre à l'abri; aussi, n'est-ce pas la vaine satisfaction d'un système, justifiable seulement

comme méthode philosophique, qu'il faut proposer à
la vigilance des gardiens de l'ordre social. Le *primùm
vivere,* pris dans son accéption la plus large, légitime
des sévérités que la logique condamne peut-être; et,
lorsqu'avec M. Brière de Boismont nous admettons que
plusieurs crimes singuliers, bizarres, atroces, sont dus
à l'influence d'un dérangement de l'esprit et à des vi-
sions plus ou moins terribles; lorsque, dans ces der-
niers cas, un examen approfondi ne permet pas de
douter que quelques-uns des malheureux qui les ont
commis n'ont fait qu'obéir à des impulsions irrésisti-
bles, nous n'en courbons pas moins la tête devant les
réserves d'un code conservateur.

Il arrivera peut-être un jour, et ce jour nous le hâ-
tons de tous nos vœux, où la France, si novatrice dans
les idées et si routinière dans les faits, comme a dit
Mme de Staël, se bornera, à l'exemple de l'Allemagne
et de l'Angleterre, à renfermer les *fous criminels,* et
à donner carrière au génie tutélaire de quelque nou-
vel Alexandre Morisson; ce sage, dont la science mé-
dicale et la philosophie ont pris soin d'enregistrer le
nom.

En attendant la création de ce *Bedlam* français, peut-
être devrions-nous fournir quelque indication au problème entrevu, comme moyen d'arrêt pour les funestes
tendances que nous venons d'esquisser. En mettant dans
une perspective peu éloignée les réformes destinées à
corriger l'état moral dont notre époque est tourmentée,
nous donnerions une incontestable valeur à ces corol-
laires; là, serait le dernier mot d'un travail complet
sur cette grave matière. Après l'énonciation du mal,

l'analyse des causes d'où il émane, il serait certes ra-
tionnel et tout à fait concluant d'exposer une théra-
peutique fondée sur les nécessités de tout genre, mises
si évidemment en lumière; mais, on le comprend, ce
sujet est immense; il touche aux points les plus déli-
cats de l'économie politique, et il se rattache à des con-
sidérations d'un ordre et d'une importance qui nous
entraîneraient bien loin des bornes que nous nous sommes posées.

Essentiellement gouvernemental, ce chapitre est
l'œuvre des hommes d'État, beaucoup plus que celle
des médecins et des hygiénistes. Ouvrir de larges voies
au progrès; désobstruer les avenues; ne donner d'appui qu'aux idées saines, d'encouragement qu'aux dé-
couvertes utiles, de protection qu'aux projets sages et
bien conçus; honorer et relever de leur abandon les
nobles carrières de l'agriculture, des armes, de la ma-
rine, si malheureusement subordonnées aux idées mer-
cantiles et aux ressources de hasard qui rétrécissent
l'horizon du travail de l'homme; tarir surtout les égoûts
de cette corruption qui infiltre et putréfie jusqu'aux
dernières couches de la société; voilà, selon nous,
voilà les modifications à introduire dans les mœurs pu-
bliques, afin de mettre en harmonie la mesure de l'esprit humain avec le bonheur factice qu'il se plaît à rê-
ver. L'industrialisme moderne n'a-t-il pas d'ailleurs
considérablement élargi le sommet de l'édifice sans toucher à sa base? et l'accumulation des besoins ne risque-t-elle pas de lui faire bientôt perdre l'équilibre,
si la définition de ces besoins n'est pas liée au but na-
turel qui doit les solliciter?

Messieurs, les mêmes causes ramènent constamment les mêmes effets. Quand la civilisation eut perfectionné hors de toute proportion l'humanité fabuleuse des temps anciens, il arriva, vous le savez, la décadence des hommes et celle des choses. Il ne s'agit plus de faire de brillantes amplifications sur la marche rétrograde qui présida à ces temps de retour, et sur les degrés d'infériorité morale par lesquels repassèrent ces peuples d'autrefois, l'exemple et la vivante expérience des générations nouvelles, il faut que la postérité qui les juge ne tourne pas dans le cercle des mêmes errements, et que les dépositaires du pouvoir de tous, attentifs au mouvement de destruction qui menace notre actualité, se servent des leçons du passé pour sauvegarder l'avenir.

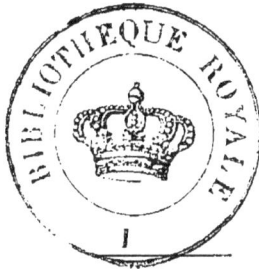

www.ingramcontent.com/pod-product-compliance
Lightning Source LLC
Chambersburg PA
CBHW050449210326
41520CB00019B/6139